AF451523

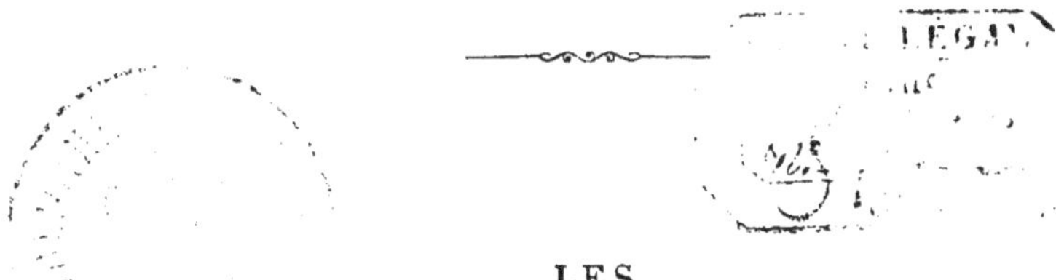

LES
CIMETIÈRES DANS PARIS

PAR

J. GAUBE (du Gers)

PARIS

EN VENTE CHEZ TOUS LES LIBRAIRES

1868

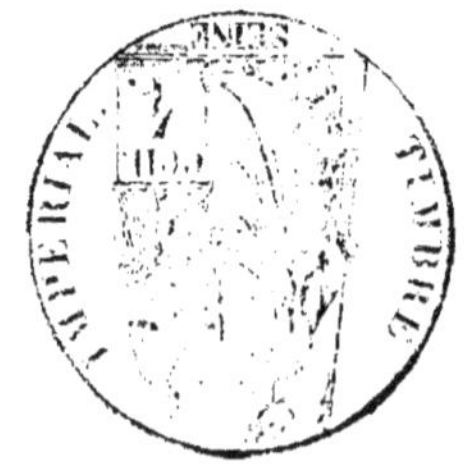

CIMETIÈRES DANS PARIS

I

Le mot cimetière, qui date de notre ère, vient du mot grec koimêtêrion, et signifie lieu de repos, asile, dortoir. Il est l'expression de la croyance des chrétiens en la résurrection des corps.

Tous les peuples pénétrés du sentiment de l'éternité ont respecté les lieux où gisaient les morts. La religion, les lois consacraient la sépulture.

Les Hébreux, dont les lois étaient toutes hygiéniques, pour ainsi parler, enterraient leurs morts *en dehors des villes*. Ce n'était point pour en perdre plus facilement le souvenir, car quand ils arrivaient dans un nouveau pays, leur premier soin était de choisir un terrain pour leurs sépultures.

Le cimetière de Jérusalem était dans la *vallée* de Josaphat. La montagne des Olliviers défendait les habitants de la ville contre les miasmes qui s'élevaient de la vallée de Cédron, et le vent soufflait parallèlement à un des côtés de la cité.

Les Egyptiens aussi établissaient leurs champs funéraires dans les plaines, dans les vallées. Qui ne connaît la *plaine des Momies,* près de Memphis, mesurant un circuit d'environ seize kilomètres?

Dans les premiers temps de l'ancienne Grèce, chacun était obligé par la loi de réserver, dans sa propriété, une place destinée à recevoir les restes inanimés des siens. La distance qui séparait les habitations, le peu d'habitants, le petit nombre de décès autorisaient ces mesures. Mais dans la suite, lorsque la population se fut accrue, lorsque les maisons devinrent plus serrées, lorsque les villes se furent constituées, les inhumations se firent en dehors de l'enceinte, excepté pour les hommes qui avaient rendu de grands services à l'Etat ou dont les vertus éclatantes méritaient un éternel souvenir. Les morts ordinaires étaient déposés en rase campagne, et particulièrement sur le bord des grands chemins. Cet usage présentait un double avantage: il prévenait le danger des exhalaisons méphitiques, parce que l'air pouvait circuler avec une vitesse plus grande dans une direction déterminée, et il rappelait sans cesse au voyageur la mémoire de ceux qui n'étaient plus et la nécessité qui lui incombait de mourir à son tour. La même habitude fut conservée après l'adoption de la coutume phrygienne de brûler les corps. La conservation de tous fut toujours le premier mobile des actes de ce peuple qui avait besoin de tous pour se défendre. Aujourd'hui que, selon certain économiste, la terre commence déjà à regorger d'habitants, l'on semble peu se préoccuper de la funeste influence des morts sur les vivants.

Primitivement les Romains enterraient leurs morts : ils empruntèrent ensuite aux Grecs l'usage de les brûler, et ce fut vers le troisième siècle de notre ère, sous l'inspiration du christianisme, que le bûcher fut abandonné. A Rome, et dans tout l'empire romain, les lieux de sépulture étaient établis en dehors des villes, le long des chemins. Dans le principe, les cimetières chrétiens étaient aussi situés en dehors des villes; mais plus tard, malgré les statuts, chaque fidèle voulut être enterré dans l'église; et, à n'en pas douter, plusieurs de ces maladies meurtrières qui ont pesé, à différentes reprises, sur les populations agglomérées, trouveraient, si l'on cherchait bien, leur origine dans l'encombrement de débris humains, dans les lieux fréquents de réunion. Forcés de débarrasser les églises, les fidèles placèrent leurs morts autour de ces édifices; quoique moins grand, le mal restait encore redoutable. Il se trouve actuellement en France plusieurs villages qui ont leurs cimetières autour de l'église, et l'église, en général, est située au milieu du village; advienne une épidémie et le foyer se rallume plus violent là où l'on pense l'éteindre. Cet abus a, dans les campagnes, un inconvénient moins considérable que dans les villes, parce que les corps enfouis ne sont relevés qu'après transformation complète de tous leurs éléments; en outre, les cas de mort sont en petit nombre.

Le moyen âge, pendant lequel la foi était dans toute sa ferveur, se montra peu soucieux de l'hygiène, et, en dépit des canons, les cimetières furent très mal entretenus.

Enfin, vint la Révolution, ou, plutôt, vinrent calmes et dignes, les idées qui avaient fait irruption avec tant de fracas au commencement de la Révolution.

II

En 1791 fut promulgué un décret qu'un avis du Conseil d'État a supprimé de fait, mais non de droit. Ce décret, qui ordonnait la vente, comme biens nationaux, des cimetières des paroisses supprimées, défendait « de mettre les lieux de sépulture dans le commerce avant dix ans résolus à compter des dernières inhumations. » Je cite ce décret comme *antécédent* et pour l'opposer à l'article sixième du titre premier du décret du 23 prairial an XII (12 juin 1804).

Le 23 prairial an XII (12 juin 1809) fut promulgué le décret *sur les sépultures*, dont le titre premier est le principal chef (1).

TITRE PREMIER.

Article premier.

Aucune inhumation n'aura lieu dans les églises, temples, synagogues, hôpitaux, chapelles publiques et généralement dans aucun des édifices clos et fermés où les citoyens se réunissent pour la célébration de leurs cultes, ni dans l'enceinte des villes et bourgs.

Pourquoi, dans l'espace de soixante-quatre ans, n'a-t-on pas pu mettre totalement à exécution la teneur de

(1) Les ordonnances et instructions ministérielles qui ont suivi ce décret n'ont en rien amélioré la situation.

cet article ? Je sais bien qu'en suivant les prescriptions des articles suivants, l'exécution du premier n'aura i pas de beaucoup rendu meilleur l'état actuel; mais toujours est-il que le problème qui nous occupe aurai avancé d'un pas vers sa solution.

Art. 2.

Il y aura hors de chacune de ces villes ou bourgs, à la distance de trente-cinq à quarante mètres au moins de leur enceinte des terrains spécialement consacrés à l'inhumation des morts.

Sur quelles saines données le législateur a-t-il pu s'appuyer pour fixer le minimum, comme distance, de quarante mètres ?

Que l'on se figure un village ou bourg dont le cimetière selon la loi soit exposé au Nord et à quarante mètres de l'enceinte, et dans lequel bourg le vent souffle pendant la plus grande partie de l'année du Nord à une des divisions de la *rose*, ce qui arrive dans le bassin de la Garonne et de l'Aude par exemple, l'empoisonnement miasmatique est assuré pour les habitants, car les germes arriveront à profusion et vivants sur le village qui les retiendra avec d'autant plus d'aisance qu'il sera plus vaste et possèdera des édifices plus élevés. La distance de quarante mètres est dérisoire.

Art. 3.

Les terrains les plus élevés et exposés au Nord seront choisis de préférence ; ils seront clos de murs de deux mètres au moins d'élévation. On y fera des plantations en prenant les précautions convenables pour ne point gêner la circulation de l'air.

Pourquoi choisir les terrains les plus élevés ? Quelle

garantie de salubrité peut donner une élévation de deux mètres, de dix mètres, de vingt mètres?

L'air en mouvement ne marche pas *tangentement* à la terre; en outre, les petites hauteurs ne sont par circonscrites, elles sont des ondulations du terrain plutôt que des hauteurs et le vent peut les franchir sans qu'elles soient capables d'opposer la moindre résistance.

J'estime que, pour qu'un cimetière se trouvât dans des conditions convenables, il faudrait que ce terrain fût élevé de quatre-vingts à quatre-vingt dix mètres, comme certaines hauteurs qui dominent Paris.

Que veulent dire les mots : *exposés au Nord*? Des lieux exposés au Nord par rapport à quoi? Par rapport au village, au bourg sans doute. Quel est l'avantage de cette situation? Serait-il en ce que le vent souffle en France, pendant 192 jours, du S.-O., tandis qu'il ne souffle du N. que pendant 126 jours dans l'année? Mais ces chiffres ne sont pas exacts, Fournet l'a prouvé; en effet, dans le bassin de la Saône, du Rhône, de la Garonne et de l'Aude, les vents du N. et du S. l'emportent sur tous les autres.

Dans beaucoup de villages de la France les cimetières sont entourés de haies vives et non de murs de deux mètres de hauteur.

Afin que les plantations ne gênassent point la circulation de l'air dans les cimetières, il faudrait qu'elles fussent toutes faites dans le même sens. Toutes plantations sont inutiles, la bonne disposition du terrain fait disparaître les accidents auxquels on a voulu remédier par les plantations.

Je passe l'article quatrième, qui n'a aucune importance.

Art. 5.

Les fosses seront distantes les unes des autres de trois à quatre
décimètres sur les côtés et de trois à cinq décimètres à la tête
et aux pieds.

L'espace laissé latéralement entre chaque fosse n'est
pas suffisant; car il est de science vulgaire que plus sont
minces les corps interposés entre deux fluides, plus ces
fluides se mélangent facilement; et même mieux, ce corps
mince interposé, active, dans des directions données, le
mélange des fluides; il faut noter enfin que la terre laissée
entre les fosses est aussi infectieuse que les corps déposés
de chaque côté; autant vaudrait un long fossé. L'espace
laissé entre chaque fosse devrait être au moins d'un mètre;
les mêmes réflexions s'appliquent à l'intervalle laissé à
chaque extrémité.

Art. 6.

Pour éviter le danger qu'entraîne le renouvellement trop rap-
proché des fosses, l'ouverture des fosses, pour de nouvelles
sépultures ; n'aura lieu que de cinq années en cinq années.

. . . .

Le législateur a fait un article dont la portée est beaucoup trop étendue.

Il n'a tenu nul compte de la nature du terrain dans lequel on pouvait mettre les corps. La température de la
terre varie suivant la qualité du terrain; la qualité chimi-
que et physique, si je puis m'exprimer ainsi, hâte ou ar-
rête, dans une certaine mesure, le développement de la fermentation putride; les grottes calcaires dessèchent les
cadavres; aussi ne peut-on donner comme terme fixe

l'espace de cinq ans. (Le décret de 1791 donnait dix ans.)
Il faut en moyenne, pour la décomposition complète d'un
cadavre (toujours en tenant compte du milieu), de quinze
à vingt ans.

III

Pour se faire une juste idée de l'influence des cimetières situés en dedans ou en dehors des villes, mais près
des murs, sur la santé publique, il faut savoir ce que c'est
que la putréfaction et ce que sont les produits qui en dé-
rivent.

On appelle putréfaction la décomposition des ma-
tières organisées, privées de vie. Cette décomposition
s'effectue par différents moyens : la fermentation, l'ali-
mentation d'animaux inférieurs et l'action indirecte de
l'oxygène. Toutes les phases diverses par lesquelles passe
la matière organisée, inerte, sont les anneaux d'une
chaîne sans fin dont les extrémités sont étroitement liées
entre elles. Le savant professeur de physiologie de la Fa-
culté de Paris, M. Longet, a montré, dans ses tableaux sur
le mouvement circulaire de la matière dans les trois
règnes, les métamorphoses que subissent les éléments
fournis par le règne minéral pour y retourner après avoir
servi à la formation des êtres vivants ; l'immutabilité de
la matière est incontestable ; la résurrection est assurée à
tous les corps, parce que tous les corps sont composés
par les mêmes principes et, lorsque sollicités par des

forces nouvelles, les éléments prennent une nouvelle direction, c'est toujours pour recommencer à suivre le même tourbillon : les lois de la gravitation universelle régissent les corps comme les atomes. Quoi qu'il en soit, et bien que les éléments constitutifs des mondes n'aient, en général, rien de maléficiant pris isolément, certains de leurs composés sont éminemment délétères, tant est grande la variété infinie des propriétés que peut revêtir la matière suivant la nature de la combinaison où elle est engagée. Pendant la fermentation putride, il se dégage, par le travail de *bacteriums*, divers gaz et en différentes proportions : acide carbonique, oxyde de carbone, hydrogène phosphoré, hydrogène sulfuré, hydrogène proto-carboné, acide sulfureux, gaz ammoniacaux. Sous l'influence de la vapeur d'eau, tous ces gaz, même l'oxyde de carbone, se résolvent en sels inoffensifs ; c'est donc à tort qu'on les a accusés de porter atteinte à la santé. Cependant, ces fluides entraînent avec eux, et avec une facilité d'autant plus grande qu'ils sont très élastiques (et ce ne seront pas deux mètres, ni même quatre mètres de terre mal tassée qui les pourront empêcher de se répandre dans l'air), ces fluides, disons-nous, entraînent avec eux, dans l'atmosphère, des parcelles des substances organiques en putréfaction, ce qui soit dit en passant, nous donne la sensation de cette odeur caractéristique que tout le monde connaît et dont les cimetières de Paris sont loin d'être exempts. Ici commence le danger, le grand danger. Nous avons vu que la putréfaction était une fermentation, or, il n'y a point de fermentation sans ferments, et les ferments sont des êtres organisés, vivants, se multipliant rapidement à l'infini, microscopiques ; de l'approche desquels, par conséquent, nos sens ne nous avertissent que très-imparfaitement. Il y a six espèces de ferments putréfiants qui sont : *Vibrio lineola*, *V. tremulans*, *V. subtilis*, *V. bugula*, *V. prolifer*, *V. bacillus*. Ces six espèces de ferments animaux vivent tous sans oxygène libre et ils périssent au contact de ce gaz si rien ne les préserve de son action directe. (Pasteur.)

Si vigilants que soient les soins dont on entoure un malade, lorsque la mort arrive, la vie a déjà préparé son festin ; un nombre incalculable de poussières, de germes, couvrent des pieds à la tête le corps des moribonds : à peine la vie sera-t-elle sortie que tout ce monde des infiniment petits commencera son travail de destruction, ou mieux de rénovation. Comme on le voit, les anciens, et les Romains en particulier, qui faisaient laver et frotter d'huile leurs morts par les *pollinctores*, agissaient raisonnablement, et l'on ne doit point regarder comme barbares ceux qui les lavent encore aujourd'hui.

Pendant qu'à la surface du corps sont répandus des microzoaires à l'état de germe, le canal intestinal est rempli de vibrions adultes privés d'air, baignés de liquides qui favorisent leurs procréations et leur existence, ce qui explique ce fait d'observation que la putréfaction commence toujours par le ventre. Ainsi, de quelque côté que nous nous tournions, nous nous retrouvons toujours en face du même ennemi, la cellule zymique.

Quand les corps morts sont enfouis dans une terre neuve, et pas en nombre considérable, les empoisonnements miasmatiques, quoique imminents, sont moins à redouter que lorsque les corps sont enterrés dans une terre sursaturée d'*humus*, car cet *humus* lui-même peut devenir une source d'infection, et l'*eremacausie* de Liebig, c'est-à-dire la transformation de l'*humus* en acide carbonique et en eau provient aussi du travail d'animaux inférieurs. Il y a donc, pour les grands centres, dont les cimetières anciens sont situés à l'intérieur ou à quarante mètres des murs, deux moyens d'empoisonnement miasmatique : le premier fourni par les corps que l'on enterre, le deuxième par la terre mise à découvert.

Des recherches récentes (Barbier, Houzeau) ont démontré que l'air de la campagne devait sa vertu vivifiante à l'ozone qui manque tout à fait ou qui n'existe qu'en très petite quantité dans l'air des villes. Nous nous souvenons que l'oxygène *naturel* fait périr les vibrions, l'oxygène allotropique ayant un pouvoir oxydant beaucoup plus puissant fera périr en plus grand nombre et plus vite les germes ou miasmes. Il ne faut pas chercher à tuer les germes sur place ; pour cela il faudrait les soumettre à l'action directe de l'oxygène, ce que l'on ne peut pas faire. En les laissant circuler dans l'air, ballottés par les vents, l'ozone les exterminera à mesure qu'ils s'engendreront.

CONCLUSIONS.

Les anciens enterraient leurs morts, lorsqu'ils ne les brûlaient pas, dans les vallées ou sur le bord des grands chemins, c'est-à-dire dans des endroits où l'air marchait avec le plus de vitesse.

Toutes les lois sur les sépultures sont très défectueuses parce qu'elles ne reposent point sur des principes physiquement expérimentalement vrais.

Pendant la fermentation putride il se dégage des miasmes qui sont très nuisibles à la santé.

Pour ces raisons, il faut éloigner les cimetières des grands centres et les placer dans une plaine ou dans une vallée dont l'axe soit parallèle à l'axe de direction du vent qui souffle le plus souvent dans la contrée.

On doit étudier avec le plus grand soin la nature et les qualités du terrain sur lequel on veut établir un cimetière.

Si nombreuses que soient les précautions que l'on prenne, l'on n'annihilera jamais en entier les foyers d'infection produits par les cimetières et le meilluer moyen pour se mettre à l'abri des exhalaisons méphytiques, c'est la *Crèmation*.

Il seraït dangereux de continuer à enterrer dans les cimetières de Paris.

Il serait aussidangereux de fouiller, avant vingt ans au moins, la terre des mêmes cimetières

Paris. — Imp. Kugelmann, 13, rue Grange-Batelière.